Freidora De Aire

Recetas saludables para adelgazar y comidas deliciosas con una freidora de aire que se adaptan a cualquier dieta

(El libro de cocina completo de recetas de air fryer para principiantes)

TABLA DE CONTENIDOS

Introducción 1

Pautas Para Cocinar Alimentos Nutritivos En Una Freidora 12

Muffins Rellenos De Arándanos Y Anacardos 15

Calamares Crujientes 19

Pollo Asado Con Ajo Y Romero 21

Horneado De Jamón Y Papas Con Queso Y Brócoli 22

Muffins De Calabaza Y Especias 24

Vieiras Cocinadas En Mantequilla De Limón 26

Hueveras De Tomate 28

Pollo Bourbon 30

Pan De Zanahoria Y Café 31

Huevos Y Tocino 35

Asado De Ternera Con Champiñones 36

Lomo De Cerdo Ahumado 40

Maní Tostado Fácil 42

Freír Al Aire Durante Unos 5 Minutos. 42

Lomo De Cerdo Glaseado Con Limón Y Miel 44

Pan De Goma De Goma 46

Eclairs Fritos Con Relleno De Chocolate Con Crema Dominicy.. 48

Frittata De Salmón 51

Crostini Con Queso De Cabra Y Albahaca.................. 53

Empanada De Berberechos.. 55

Chicharrón En Freidora De Aire 57

Hash De Verduras Para El Desayuno 59

Buñuelos De Camote Preparados En Una Freidora. 61

Cazuela De Ternera Frita Al Aire 63

Los Huevos Escoceses Son Útiles. 68

Desayuno Revuelto De Tofu 70

Sándwich Sin Pan.. 72

Carne Mongol Air Fryer... 75

Aguacates Rellenos Con Camarones Fritos 78

Verduras Con Tapilla De Ternera.............................. 81

Introducción

Este libro de cocina contiene deliciosas recetas para todos los paladares. Cada receta es fácil de preparar, repleta de sabor y una alternativa saludable a los alimentos fritos. Este libro está destinado a ayudarlo a maximizar el uso de su freidora de aire.

Con una freidora de aire, terminas con platos más saludables y bajos en grasa que usan poco o nada de aceite. En cuanto al sabor y la textura, tienes que ser el juez. La mayoría de las personas dicen que no pueden notar la diferencia entre la comida frita y la comida frita al aire. Además de todo esto, el dispositivo es fácil de usar y limpiar.

A lo largo de las páginas de este libro, encontrará una variedad de recetas dulces, saladas y otras deliciosas. Estos deliciosos platos han sido cuidadosamente seleccionados para garantizar que tengas las mejores recetas disponibles en todo momento. Como tal, este libro de cocina es el mejor libro de acompañamiento para cualquier freidora. Seguro que encontrarás recetas tradicionales, modernas y alternativas para todos los gustos. Ciertamente hay algo para todos aquí. ¡Disfruta de la cocina!

Tome este libro de cocina ahora y comience a vivir un estilo de vida saludable.

Hay nueve beneficios y formas de incorporar el brócoli en su dieta diaria

Los ingredientes comunes de las ensaladas incluyen lechuga, tomate y pepino. Este tipo de ensalada se puede realzar con floretes de brócoli. La apariencia de las ensaladas de flores de brócoli con arroz cocido, papas y camarones es apetecible. Puede agregar floretes crudos o cocidos, según la textura que prefiera. Cocinar las flores suavemente conserva su frescura y evita daños relacionados con la ensalada.

Como ingrediente principal de la receta, una ensalada de brócoli es fácil de hacer. Puedes usarlo crudo o vaporizarlo suavemente. Usted determina qué agregar a la ensalada vistiendo las ensaladas que usa. Trate de ser divertido con su elección de alimentos. Se pueden añadir trocitos de tomate o nueces. La mitad de la batalla para hacer que la comida sepa bien es una apariencia atractiva.

Los gérmenes de brócoli son un excelente sustituto, similar en apariencia a los gérmenes de alfalfa. Estos verdes jóvenes y diminutos son un poco emocionales. Son buenos con galletas o sándwiches de tahini marrón. Trate de reemplazar las flores de brócoli de su hijo con brotes para hacer el pelo salvaje.

La adición de flores de brócoli de color verde brillante a las tortillas y quiches de huevo mejora su sabor. Para flores más suaves, es posible que deba vaporizarlas un poco. Debido a la ausencia de fibra en los huevos y los productos lácteos, el brócoli no solo agrega color sino también proteína a su comida.

El brócoli, independientemente de la base de la sopa, se puede agregar a casi todas las sopas de verduras mixtas, incluido el borscht. Se puede cortar en trozos pequeños, mezclar con salsas de crema y dejar como piezas de decoración más grandes. La próxima vez que hagas sopa de pollo casera, agrega algunas hermosas flores verdes y disfruta de las variaciones de color.

El brócoli realmente puede mejorar una comida como guarnición. Puede servir una rebanada de queso, una salsa de crema o un abundante aceite de oliva con condimentos y hierbas.

Existen numerosas formas de incorporar el brócoli a la salsa, el pesto y la carne salteada. Agréguelo a su pesto o salsa después de picarlo finamente. Los floretes grandes de brócoli pueden alterar la apariencia visual de un salteado. Cuando el batido esté casi completo, agregue algunas flores grandes.

El brócoli también es perfecto como snack. Si no vas a agregar brócoli a tus comidas principales del día, podrías usarlo como un snack súper saludable. Cortar el brócoli en líneas largas facilita la preparación para esto. Intente agregar un poco de mantequilla de almendras a un delicioso bocadillo saludable. A los niños les gusta sumergir las tiras en la mantequilla de nuez.

¿Freidora de aire y cómo funciona?
Cuando se trata de alimentos crujientes, sabrosos y saludables, es difícil vencer a una freidora de aire. Podrás preparar

una comida completa con un solo dispositivo de cocina.

Air Fryer es una máquina de cocina versátil e inteligente con tecnología patentada que utiliza aire sobrecalentado para cocinar los alimentos. La máquina se calienta en un minuto, el aire caliente circula en la cámara especializada para que la comida se cocine de manera uniforme, usando una cantidad limitada de aceite.

Este innovador electrodoméstico de cocina tiene una tecnología de circulación de aire rápida que permite que el aire caliente se mueva a través de los ingredientes de los alimentos a alta velocidad para desarrollar los alimentos crujientes que todos anhelamos. Además de la deliciosa comida crujiente, se usa poco aceite en el proceso, lo que lo convierte en un manjar sin culpa.

Elegir freír al aire no compromete el sabor. ¡Implica buscar alternativas más saludables a nuestras comidas fritas favoritas! Las verduras, por ejemplo, se encuentran entre los alimentos más saludables y nutritivos.

Por el contrario, las verduras fritas están asociadas con enfermedades cardíacas, obesidad, diabetes, cáncer y otros problemas de salud graves.

Las ventajas de usar una freidora de aire

¿Cuáles son las ventajas de utilizar la freidora de aire? A continuación encontrará una lista de todas las ventajas que puede obtener al utilizar una freidora de aire en comparación con la fritura tradicional.

Técnicas de preparación de alimentos cada vez más nutritivos Una freidora de aire no requiere una gran cantidad de aceite para producir alimentos crujientes y bien dorados. En la mayoría de los casos, es suficiente rociar una pequeña cantidad de aceite sobre los alimentos a cocinar antes de comenzar el ciclo de cocción. La pequeña cantidad de aceite utilizada es aprovechada por el aire caliente, mientras que el exceso de aceite es expulsado de la propia comida. Además, a diferencia de un horno convencional, la temperatura del aire sube más rápido. Esto evita que la comida absorba el exceso de aceite.

Cocción más rápida. Las freidoras de aire suelen ser más rápidas que los hornos convencionales, especialmente en lo que respecta al tiempo de precalentamiento. Además, los tiempos de cocción suelen ser un 20% más cortos que en un horno convencional.

Fácil de usar. Las freidoras de aire son todo menos complicadas. No tienen docenas de opciones para operar, sino sólo controles básicos, que son sencillos tanto de entender como de usar.

Perfecto para recalentar las sobras o la comida congelada. A diferencia del microondas, como ya hemos mencionado, que hace que los alimentos que se recalientan queden gomosos o duros, o de los hornos convencionales, que los resecan, la freidora recalienta los alimentos conservando su textura natural.

Se limpia rápida y fácilmente. Con la freidora de aire, no tendrá salpicaduras de grasa por todo el perímetro de cocción. Todo lo que está preparando se queda dentro de la freidora. Así que sólo tienes que limpiar la cesta y el cajón. De este modo, también ahorrará tiempo de limpieza a largo plazo, ya que no se acumulará grasa en el interior de la cámara de aire.

Pautas Para Cocinar Alimentos Nutritivos En Una Freidora

Puede hornear sus recetas favoritas en la Air Fryer, pero siempre debe consultar el manual de la máquina antes de usar nuevos utensilios para hornear.

Las verduras son uno de los alimentos más fáciles de cocinar en la Air Fryer. Se puede cocinar una gran variedad de plantas, ya sean delicadas judías o tubérculos.

Para una mejor experiencia de cocción, en primer lugar, remoje las verduras, especialmente las más duras, en agua fría durante 2 5 - 20 minutos. Después, sécalas con un paño de cocina limpio.
Recalentar las sobras: No hay una regla fija sobre el tiempo y la temperatura

para recalentar las sobras porque éstas varían mucho. Yo sugiero recalentar en la freidora de aire a 2 77 °C (350 grados F) y hacerlo durante el tiempo necesario para que la comida se recaliente a a temperatura de seguridad alimentaria de 74 °C (2 65 grados F). Esto es especialmente importante para cualquier alimento potencialmente peligroso como el pollo y la carne de vacuno.

Dé la vuelta a los alimentos a mitad del tiempo de cocción, Al igual que si cocinara en a parrilla o en a sartén, debe dar la vuelta a los alimentos para que se doren uniformemente.

El tiempo de cocción varía según el modelo de la freidora, el tamaño de los alimentos, su preparación, etc. Para ciclos de cocción más cortos, se requiere precalentar la Air Fryer durante tres o cuatro minutos. Si los ingredientes se colocan en la cesta de cocción en frío, el tiempo de cocción debe aumentarse en tres minutos.

Use un aceite en aerosol de alta calidad para cepillar su canasta de comida y cocina; esto también simplificará la limpieza.

Muffins Rellenos De Arándanos Y Anacardos

- 2 cucharada de mantequilla de anacardos
- 4 cucharadas de jarabe de arce
- 2 pizca de sal marina
- 6 huevos
- 2 cucharadita de vainilla en polvo
- 2 cucharadita de levadura en polvo
- 2 taza de azúcar de coco
- 1 taza de anacardos
- 1 harina de maíz
- 2 taza de harina integral
- 1 taza de arándanos secos
- 2 taza de leche de coco

1. Precaliente su freidora de aire a 450 ºF.
2. Mezcle los dos tipos de harina, el polvo de hornear, la vainilla, los huevos, la leche y el jarabe de arce, una pizca de sal y el azúcar de coco hasta obtener una consistencia suave.
3. Incorpore los arándanos y los anacardos.
4. Rellene los moldes para muffins con la masa.
5. Coloque en la freidora de aire y cocine por 25 a 30 minutos.
6. Sirva con mantequilla o como está para un delicioso desayuno sentado.

Palitos de tostadas francesas

2 cucharada de miel
2 cucharadita de canela
2 pizca de nuez moscada
- 8 rebanadas de pan integral
- 4 huevos
- ½ taza de leche
- ½ taza de azúcar moreno

1. Cortar cada rebanada de pan en tercios, para hacer 20 palitos.
2. En un bol, bata los huevos, la leche, el azúcar moreno, la miel, la canela y la nuez moscada y mezcle bien.
3. Sumerja los palitos de pan en la mezcla de huevo y colóquelos en la cesta de la freidora de aire.
4. Rocíe con una cantidad generosa de aceite de oliva.
5. Hornee los palitos de torrijas seleccionando el modo **AIR FRY** a 200°C

durante 20 minutos. Dar la vuelta a los palos a mitad de la cocción.
6. Sirve los palitos de pan con unas bayas frescas y una pizca de azúcar en polvo.

Calamares Crujientes

- 1 cucharadita de ajo en polvo
- 1 cucharadita de cebolla en polvo
- 900 g de calamares, cortados en anillos
- 4 yemas de huevo grandes
- 2 taza de queso parmesano en polvo
- ½ taza de harina de coco
- 6 cucharaditas de hojas de orégano secas

1. Rocíe la cesta de la freidora de aire con aceite de aguacate.
2. Precalentar la freidora a 200°C.
3. En un plato llano, batir las yemas de huevo.
4. En un bol aparte, mezclar el parmesano, la harina de coco y las especias.
5. Sumergir los anillos de calamar en las yemas de huevo, eliminar el exceso de huevo y luego sumergirlos en la mezcla de queso y cubrirlos bien.

6. Utilizar las manos para presionar el recubrimiento sobre el calamar si es necesario.
7. Rocíe los aros recubiertos con aceite de aguacate.
8. Coloque los anillos de calamar en la freidora de aire, dejando espacio entre ellos, y cocine durante 25 a 30 minutos, o hasta que estén dorados.

Pollo Asado Con Ajo Y Romero

1800 g de pollo entero
2 cucharadita de romero
8 dientes de ajo, picados
Sal y pimienta para probar

1. 2 . Sazone todo el pollo con ajo, sal y pimienta.
2. Colóquelo en la cesta de la freidora.
3. Cocine por 55 a 60 minutos a 200°C.
4. Voltee el pollo por el otro lado y cocine por otros 35 a 40 minutos.

Horneado De Jamón Y Papas Con Queso Y Brócoli

- 320g /jamón cocido en cubos
- **350** g de brócoli picado congelado
- **280** g de patatas fritas congeladas
- 160ml de crema de champiñones condensada en lata
- 2 1 cucharada de mayonesa
- 160g de queso parmesano rallado
- 160 ml de leche

1. Engrase ligeramente el molde para hornear de la freidora con aceite en aerosol.
2. Distribuya uniformemente las papas fritas en el fondo de la sartén.
3. Coloque el brócoli encima en una sola capa.
4. Distribuya uniformemente el jamón.
5. En un tazón, mezcle bien la mayonesa, la leche y la sopa.

6. Vierta sobre la mezcla de papas fritas.
7. Espolvorea queso sobre la sartén con papel aluminio.
8. Durante 25 minutos, cocine a 200°C. Retire el papel aluminio y continúe cocinando durante otros 15 a 20 minutos.
9. Sirve y disfruta.

Muffins De Calabaza Y Especias

- 1 cucharadita de levadura en polvo
- ½ de cucharadita de nuez moscada molida
- 2 cucharadita de extracto de vainilla
- 4 huevos grandes
- 460 g de harina de almendras blanqueadas finamente molidas
- 110 g de mantequilla sin sal; suavizado
- 110 g puré puro de calabaza
- **250** g de eritritol granulado
- 1 cucharadita de canela molida

1. Tome un tazón grande, mezcle la harina de almendras, el eritritol, el polvo de hornear, la mantequilla, el puré de calabaza, la canela, la nuez moscada y la vainilla.
2. Agregue suavemente los huevos.
3. Vierta uniformemente la masa en seis moldes de silicona para muffins.
4. Coloque la taza para panecillos en la canasta de la freidora, trabajando en lotes si es necesario.
5. Ajuste la temperatura a 200°C y programe el temporizador durante 25 a 30 minutos.
6. Cuando esté completamente cocido, un palillo insertado en el centro saldrá casi limpio. Servir tibio.

Vieiras Cocinadas En Mantequilla De Limón

- 900 g vieiras gigantes
- 4 cucharadas de mantequilla
- 2 cucharada de jugo de limón fresco

1. Derrita la mantequilla en la sartén.
2. En un tazón pequeño, mezcle el jugo de limón y la mantequilla.
3. Unte las vieiras con la mezcla de jugo de limón y mantequilla.
4. Mientras tanto, precalienta la freidora a 250 °C.
5. Coloque las vieiras en la cesta de la freidora.
6. Cocine las vieiras durante 5 a 10 minutos.
7. Dar la vuelta a la mitad.
8. Cepille nuevamente las vieiras con la mezcla de mantequilla de limón.

9. Cocina por 5 a 10 minutos más, voltea a la mitad.
10. Sirve y disfruta.

Hueveras De Tomate

- 4 rebanadas de tocino
- Pimienta sal
- 6 huevos
- 8 cucharaditas de queso cheddar
- 8 rodajas de tomate

Huevos, ligeramente batidos, queso, rallado.

Rebanadas de tocino, cocidas y desmenuzadas.

En un tazón pequeño, bata el huevo con pimienta y sal.

Precalentar la freidora a 200 °C.

Rocíe los moldes de silicona para muffins con aceite en aerosol.

Vierta los huevos en los moldes de silicona para muffins.

Divide el queso y el tocino en moldes.

Cubra cada uno con una rodaja de tomate y colóquelos en la cesta de la freidora.

Cocine por 18 minutos.
2 0. Sirve y disfruta.

Pollo Bourbon

1 taza de maicena

Aerosol para cocinar

2 libra de pechuga de pollo, cortada en cubitos

- 1 taza de salsa de soya
- ½ taza de bourbon
- 2 diente de ajo picado
- 2 cucharadita de aceite de oliva
- ½ taza de azúcar moreno

1. Cubra el pollo con maicena y rocíe con aceite.
2. Freír al aire a 450 grados F durante 10 a 15 minutos por lado.
3. Cocine los ingredientes de la salsa en una sartén a fuego medio durante 6 minutos.
4. Vierta la salsa sobre el pollo.
5. Sirve y disfruta.

Pan De Zanahoria Y Café

- 120 g de arándanos secos
- **310** g de harina para todo uso
- 2 cucharadita de levadura en polvo
- **240** ml de suero de leche
- 2 cucharadita de extracto de vainilla
- ½ de cucharadita de bicarbonato de sodio
- 6 cucharadas aceite de canola
- ½ cucharadita de sal

- 160 g de azúcar y 2 cdas. azucar, en partes
- 2 huevo grande, ligeramente batido, tibio
- 160 g de nueces picadas y tostadas
- 4 cucharaditas de especias para pastel de calabaza, divididas
- 160 g de harina de trigo integral blanca
- 4 cucharadas de azúcar morena oscura
- 480 g de zanahorias ralladas
- 2 cucharadita de ralladura de naranja

1. Precaliente la freidora a 200 grados centígrados.
2. Prepare una fuente para hornear redonda de 10 pulgadas con aceite y harina.
3. En un tazón grande, mezcle la vainilla, la ralladura de naranja, el azúcar moreno, el aceite, 160 g de azúcar, el suero de leche y el huevo.

4. Batir por separado la harina, la sal, 1-5 cucharaditas de especias para pastel de calabaza y el polvo de hornear.
5. Mezcle el contenido gradualmente con la mezcla de huevo.
6. Luego agregue las zanahorias y los arándanos secos.
7. Transferir a un plato que ha sido preparado.
8. En un tazón pequeño, combine la cucharadita restante de especias de calabaza, 4 cucharadas de azúcar y las nueces.
9. Rocíe uniformemente sobre la masa. Coloque la sartén con cuidado en una canasta grande para freír.
10. Freír al aire durante 35 a 40 minutos, o hasta que un palillo insertado en el centro salga limpio.
11. Si la parte superior está demasiado oscura, envuélvela bien en papel de aluminio.

12. Dejar enfriar durante 1-5 minutos en el molde antes de transferir a una rejilla.
13. Mientras aún está caliente, servir.

Huevos Y Tocino

Ingredientes:
- Salas
- Pepe
- 4 huevos
- 200 g de tocino

Procedimiento:
1. Esta receta es extremadamente sencilla; simplemente rompa el huevo directamente en la freidora.
2. Voy a describir el procedimiento:
3. Rocíe tres gotas de aceite de oliva virgen extra en el fondo de la canasta de la freidora, luego rompa los huevos y sazone con sal y pimienta.
4. Cuando hayan pasado los tres minutos, retire la canasta y agregue el tocino; continúa cocinando por dos minutos más.

Asado De Ternera Con Champiñones

Ingredientes
1 vaso de vino blanco
300 g de champiñones
Sal y pimienta al gusto
Aceite de oliva al gusto
2 kilo de tripa de ternera
6 ramitas de romero
2 diente de ajo
1000 ml de caldo de carne

Preparación:

1. Lavar y secar el romero.
2. Lavar y secar la ternera y quitarle el exceso de grasa.

3. Envuelve la carne con hilo de cocina y coloca el romero entre la carne y el hilo.
4. Pele y lave los ajos y luego córtelos en rodajas finas.
5. Enjuague los champiñones bajo el grifo y luego séquelos con un paño de cocina.
6. Cortar los champiñones en rodajas finas.
7. Calentar una cucharada de aceite de oliva en una sartén y, cuando esté caliente, dorar el ajo.
8. Poner la carne y dorarla durante 15 a 20 minutos, dándole la vuelta por todos los lados.
9. Añadir sal y pimienta al gusto y apagar.
10. Unte una bandeja de horno con aceite de oliva y coloque la ternera y el jugo de la cocción dentro.
11. Añadir las setas y rociar con el vino blanco.
12. Colocar la sartén en la freidora de aire y hornear a 250° durante 35 a 40 minutos.

13. Después de 35 a 40 minutos, dar la vuelta a la carne y añadir el caldo.
14. Continuar la cocción durante otros 35 a 40 minutos, rociando de vez en cuando con el caldo.
15. Cuando esté cocido, retire la bandeja de la freidora de aire y deje reposar el asado durante 5 a 10 minutos.
16. Coloque el asado en una tabla de cortar y retire el hilo y el romero.
17. Cortar el asado en rodajas y colocarlo en los platos de servicio.
18. Añadir las setas, rociar con el jugo de la cocción y servir.

Lomo De Cerdo Ahumado.

Ingredientes:
2 cucharadita de ajo en polvo
2 cucharadita de sal marina
2 cucharadita de pimienta negra recién molida.
2 1 libras de lomo de cerdo
2 cucharada de aceite de aguacate
2 cucharadita de chile en polvo
2 cucharadita de pimentón ahumado

Direcciones:

1. Perforar el lomo por todas partes con un tenedor.
2. Frota el aceite por toda la carne.

3. En un plato pequeño, mezcle el chile en polvo, el pimentón ahumado, el ajo en polvo, la sal y la pimienta.
4. Frote la mezcla de especias por todo el lomo.
5. Poner la freidora a 450ºF. Coloque la carne de cerdo en la cesta de la freidora.
6. Fría al aire durante 15 a 20 minutos.
7. Voltee el lomo y cocine de 15 a 20 minutos más.
8. Deje reposar el solomillo durante 5 a 10 minutos.
9. Después, córtelo en rodajas y sírvalo.

Maní Tostado Fácil

3 tazas de maní crudo
2 cucharada de aceite de oliva
Sal

1. Ajuste la temperatura de la freidora de aire a 320 °F.
2. Agregue los cacahuates a una canasta de Air Fryer en una sola capa.
3. Freír al aire durante unos 15 minutos, revolviendo dos veces.
4. Retire los cacahuates de la canasta de la freidora y transfiéralos a un tazón.
5. Agregue el aceite y la sal y revuelva para cubrir bien.
6. Regrese la mezcla de nueces a la canasta de la freidora.

Freír Al Aire Durante Unos 5 Minutos.
7. Sirve y disfruta.

Lomo De Cerdo Glaseado Con Limón Y Miel

Ingredientes:

2 cucharada de miel
1 cucharadita de ralladura de limón
1 cucharadita de mejorana seca
Pizca de sal
Pimienta negra recién molida al gusto
2 libra (454 g) de lomo de cerdo, cortado en rodajas de 1 pulgada
2 cucharada de aceite de oliva
2 cucharada de zumo de limón recién exprimido

Direcciones:

1. Coloque las rebanadas de lomo de cerdo en un tazón de tamaño mediano.
2. Combine el aceite de oliva, el jugo de limón, la miel, la ralladura de limón, la mejorana, la sal y la pimienta en un tazón pequeño. Mezclar.
3. Vierta este adobo sobre las rebanadas de lomo de cerdo y empápelo con las manos en la carne.
4. Coloque la carne de cerdo en la canasta de la freidora y ase a 350 °F (210 °C) durante 1 a 5 minutos, o hasta que un termómetro para carne registre al menos 200 °F (63 °C).

Pan De Goma De Goma

1 cucharadita de canela
1 cucharadita de clavo de olor
1 cucharadita de pimienta gorda
2 taza de nueces
2 taza de pasas
4 taza de chicle, cortado en
1/2 taza de margarina o mantequilla
2 1 taza de azúcar morena
4 huevos
1 taza de puré de manzana
1 taza de agua
6 taza de harina
6 cucharadita de soda

1. trozos Crema de mantequilla y azúcar, agregue los huevos y el puré de manzana y el agua.
2. Agregue la harina, las especias y la soda.
3. Agregue pasas, nueces y caramelos de goma. Hornee a 450 grados durante 15 a

20 minutos, luego a 200 ° C grados hasta que esté listo.
4. Es agradable hornear en latas de café de una libra, engrasadas y enharinadas.
5. Llene hasta la mitad.

Eclairs Fritos Con Relleno De Chocolate Con Crema Dominicy

Ingredientes:
Masa Éclair:
- 100 g de mantequilla
- 200g Harina Blanca

Huevos Medianos
- 2 50 ml de agua

Relleno de crema:
- 2 cucharadita de esencia de vainilla

2 cucharadita de azúcar glas
250ml de nata montada

Cobertura de chocolate:
- 100 g de chocolate con leche (picado en trozos)

2 cucharada de nata montada
- 50 g de mantequilla

Método:

1. Precalentar la freidora de aire a 200c.
2. Mientras se calienta, coloque la grasa en el agua y derrita a fuego medio en una sartén grande y luego hierva.
3. Retire del fuego y agregue la harina.
4. Regrese la sartén al fuego y revuelva hasta formar una bola mediana en el medio de la sartén.
5. Transfiera la masa a un plato frío para que se enfríe.
6. Una vez que esté frío, bate los huevos hasta que tengas una mezcla suave.
7. Luego haga formas de éclair y colóquelas en la Airfryer.
8. Cocine durante 20 minutos a 200 y otros 15 a 20 minutos a 2 60.
9. Mientras se cocina la masa, haga su relleno de crema: mezcle con un batidor la esencia de vainilla, la crema batida y el azúcar glas hasta que esté bien espesa.

10. Deje que los canutillos se enfríen y, mientras se enfrían, haga su cobertura de chocolate: coloque el chocolate con leche, la crema batida y la mantequilla en un recipiente de vidrio.
11. Colócalo sobre una cacerola con agua caliente y mézclalo bien hasta que hayas derretido el chocolate.
12. ¡Cubra la parte superior de los canutillos con chocolate derretido y luego sirva!

Frittata De Salmón

Ingredientes:

- 1 cucharadita de tomillo seco 4 claras de huevo
- 2 huevo
- Aceite de oliva necesario para engrasar
- 1 taza de arroz integral, cocido
- 1 taza de salmón, cocido y desmenuzado
- 1 taza de espinacas tiernas, frescas
- ½ de taza de pimiento rojo picado
2 cucharada de parmesano rallado

Direcciones:

1. Saque una sartén de seis por dos pulgadas, frotándola con aceite de oliva antes de dejarla a un lado.
2. Saque un tazón pequeño y bata las claras de huevo, el huevo y el tomillo hasta que esté bien mezclado.
3. Tome su sartén preparada y mezcle el arroz integral, las espinacas, el pimiento rojo y el salmón, vierta la mezcla de huevo sobre el arroz y luego cubra con parmesano.
4. Hornea por quince minutos.
5. La frittata debe estar cuajada, inflada y dorada. Sirva caliente.

Crostini Con Queso De Cabra Y Albahaca

8 onzas (2 2 3 g) de queso de cabra
4 cucharadas de albahaca fresca, picada
2 baguette integral
½ taza de aceite de oliva
4 dientes de ajo, picados

1. Precaliente la freidora a 380ºF (150ºC).
2. Cortar la baguette en rebanadas de 1 pulgada de grosor.
3. En un tazón pequeño, mezcle el aceite de oliva y el ajo, luego úntelos sobre un lado de cada rebanada de pan.
4. Coloque el pan recubierto de aceite de oliva en una sola capa en la cesta de la freidora y hornee durante 5 minutos.
5. Mientras tanto, en un tazón pequeño, mezcle el queso de cabra y la albahaca.

6. Retire la tostada de la freidora, luego extienda una capa delgada de la mezcla de queso de cabra sobre la parte superior de cada pieza y sirva.

Empanada De Berberechos

Ingredientes:

- -El jugo de los berberechos
- 4 huevos duros picados
- 360 gramos olivas verdes rellenas de anchoa cortadas a trozos
- -2 huevo batido para decorar
- 8 raciones
- 6 cucharadas aceite de oliva virgen extra
- -2 cebolla grande cortada a juliana
- -2 pimiento rojo cortado a juliana
- -2 tomate grande cortado a dados
- 4 latas (2x63 gr) de berberechos escurridos

Instrucciones:

1. -El primer paso es hervir los huevos en abundante agua con sal y vinagre, para luego pelarlos en agua fría. Reserva

2. -Agregue el aceite y la cebolla a una sartén caliente y cocine por 5 a10 minutos.
3. -Agregue la pimienta y continúe cocinando por 35 a 40 minutos más.
4. -Agregue el jugo de almejas, los tomates picados y las aceitunas, revuelva y cocine por cinco minutos más.
5. -
6. Revuelva nuevamente después de agregar las almejas y los huevos duros picados.

Chicharrón En Freidora De Aire

Ingredientes:

- -2 cucharada Bicarbonato
- -2 Limón
- -4 cucharadas Sal
- -2 cucharada Paprika y cúrcuma
- 4 raciones
- -2 kilo Cerdo con carne y piel
- -6 Ajos
- -8 tazas Agua

Instrucciones:

1. Cortar el cerdo y lavar con agua y limón. Pon todos los ingredientes en la olla, cierra la tapa y cocina a fuego medio durante 45 a 50 minutos.
2. Después de que el cerdo esté cocido, sácalo y fríelo a 350 grados durante 25 a 30 minutos.

3. Después de la verificación de tiempo, mueva los de abajo para que se cocinen más y luego suba a 350 grados durante 25 a 30 minutos.
4. Listo para servir y disfrutar

Hash De Verduras Para El Desayuno

25 oz lata de frijoles pintos
2 pimiento morrón rojo picado
2 cucharadita de cebolla en polvo
1 cucharadita de pimentón
Pimienta y sal
2 cucharadita de ajo en polvo
2 taza de calabaza picada
2 taza de calabacín picado
1 taza de champiñones en rodajas
8 tazas de papas

1. Frijoles pintos, escurrir y enjuagar. Patatas peladas y cortadas en trozos.
2. Revuelva las patatas con pimienta y sal en un bol.
3. Coloque las papas revueltas en la canasta de la freidora.
4. Cocine a 450 F durante unos 35 a 40 minutos, volteando a la mitad.

5. Revuelva los ingredientes restantes en un tazón para mezclar.
6. Luego, viértalo en la canasta de la freidora.
7. Cocine a 450 F durante unos 15 a 20 minutos, volteando a la mitad.
8. En un tazón grande, mezcle las papas, las verduras y la mezcla de frijoles.
9. Sirve y disfruta.

Buñuelos De Camote Preparados En Una Freidora.

Ingredientes

1000g patatas dulces
2 cucharadaaceite de oliva
alguna cosa
canela
alguna cosaSal y pimienta (al gusto)

Preparación

1. Lavar las batatas, pelarlas y cortarlas en tiritas.
2. Pre-cocina las tiras de boniato a 200 ° C durante 15 a 20 minutos.

3. Ahora puedes agregar el aceite, la canela y, si es necesario, sal y pimienta a las tiras.
4. Mezclar bien entre sí y colocarlo en la Airfryer a 200 ° C durante 25 a 30 minutos.

Cazuela De Ternera Frita Al Aire

Ingredientes

- 2 cebolla mediana picada
- 2 cucharada de aceite de oliva
- 4 dientes de ajo picados
- Sal y pimienta al gusto
- 4 tazas de carne molida
- 4 tazas de queso cheddar rallado
- 2 1 tazas de salsa marinara
- 2 taza de pasta cruda (penne)

Direcciones:

1. Engrase una fuente para hornear que se ajuste a su freidora.
2. Pon a hervir una olla grande de agua con sal para la pasta.
3. Cocínalo durante 10 a 15 minutos.
4. Agregue el aceite y la cebolla a una sartén, agregue la carne y saltee a fuego medio-alto, rompiendo la carne a medida que avanza, durante 25 a 30 minutos.
5. Una vez que comience, agregue el ajo. Retire el exceso de grasa si es necesario.
6. Agregue la salsa marinara y caliente. Pruébelo y sazone con sal y pimienta según sea necesario.
7. Escurra la pasta y viértala en la fuente para horno.
8. Vierta la mezcla de carne encima y luego revuelva hasta que se combine con la pasta.
9. Cubra con una capa uniforme del queso.

10. Si lo desea con más queso, puede agregar media taza adicional de queso antes de cubrirlo con el resto del queso.
11. Transfiera el plato a su freidora y hornee durante 15 a 20 minutos, sin tapar, hasta que el queso esté bien derretido.
12. Puedes hornearlo más para que se dore el queso.

Rollitos con pavo, arándanos y queso crema

- **3** taza de pavo, cortado en trozos pequeños
- 2 taza de queso crema
- 4 huevos batidos
- 8 hojas de "papel" de arroz (hojas de rollo de huevo)
- 2 cucharada de aceite de coco para engrasar el molde
- 2 taza de salsa de arándanos o mermelada de arándanos rojos

1. Precaliente su freidora de aire a 450 ºF (alrededor de 2 99 °C).
2. Mezcle el queso crema, la salsa de arándanos y el pavo.
3. Sumerja cada "papel" de arroz en agua tibia y retírelo rápidamente.
4. Extender sobre una superficie limpia.

5. Distribuya la mezcla de queso y pavo entre las láminas de arroz.
6. Envuelva y doble los rollos de arroz.
7. Sumergir en la mezcla de huevo.
8. Coloque en una forma engrasada, resistente al calor y cocine en la freidora de aire durante 20 minutos.
9. Sirva con salsa agridulce o chutney y crema agria.

Los Huevos Escoceses Son Útiles.

- 8 huevos duros grandes
- Equipamiento especial:
- 8 palillos de madera, remojados en agua durante al menos 55 a 60 minutos
- 2 paquete (2 2 oz / 340 g) de salchicha de cerdo
- 16 rebanadas de tocino de corte grueso

Método:

1. Corta la salchicha en cuatro partes y coloca cada parte en un círculo grande.
2. Pon un huevo en cada círculo y envuélvelo en la salchicha.
3. Llevar al refrigerador por 2 hora.
4. Ajuste la temperatura del horno de la freidora a 460 grados F (alrededor de 235 ºC).
5. Haz una cruz con dos piezas de tocino de corte grueso.
6. Coloque un huevo envuelto en el centro, doble el tocino sobre la parte superior del huevo y asegúrelo con un palillo.
7. Freír al aire en el horno de freidora precalentado durante 45 a 50 minutos.
8. Sirve y disfruta.

Desayuno Revuelto De Tofu

- ½ de cucharadita de cilantro molido
- 2 cucharadita de cebollín
- 1 cucharadita de sal
- 4 huevos
- 20 onzas de queso de tofu, cortado en tiras
- 2 cucharada de vinagre de sidra de manzana
- 2 cucharadita de pimienta blanca molida

Método:

1. Queso tofu y espolvoréelo con vinagre de sidra de manzana, sal, pimienta blanca molida y cilantro molido.
2. Mézclalo bien y déjalo marinar durante 20 minutos.
3. Mientras tanto, precaliente la freidora a 400 grados F (200 ° C).

4. Luego transfiera el queso tofu rallado marinado a la bandeja de la cesta de la freidora.
5. Cuece el queso durante 20 a 25 minutos.
6. Mientras tanto, bate los huevos en el bol y bátelos.
7. Verter la mezcla de huevo en el queso tofu rallado y revolver bien con ayuda de una espátula.
8. Cuando los huevos comiencen a estar firmes, coloque la bandeja de la canasta de la freidora en la freidora.
9. Cocine el plato por 10 a 15 minutos más.
10. Ahora, retire la comida cocinada de la bandeja de la cesta de la freidora y sírvala.

Sándwich Sin Pan

- 1 cucharadita de aceite de oliva
- 1 cucharadita de sal
- 2 cucharada de eneldo seco
- 4 hojas de lechuga
- 2 huevo
- 12 onzas (alrededor de 2 70 g) de pollo molido
- 4 rebanadas de queso Cheddar
- 2 cucharadita de pimienta de cayena
- 2 cucharadita de puré de tomate

Método:

1. Combine el pollo molido con la pimienta de cayena y la sal.
2. Agregue eneldo seco y revuélvalo.
3. Luego bate el huevo en la mezcla de pollo molido y revuélvelo bien con la ayuda de una cuchara.
4. Ahora, haz 4 hamburguesas medianas con la mezcla de pollo molido.
5. Precaliente la freidora de aire a 380 grados F (150 ° C).
6. Rocíe la bandeja de la cesta de la freidora con aceite de oliva.
7. Coloque la cesta de la freidora de hamburguesas de pollo molido.
8. Cocine las hamburguesas de pollo durante 20 minutos.
9. Voltee las hamburguesas hacia otro lado después de 5 a 10 minutos de cocción.
10. Cuando termine el tiempo, transfiera las hamburguesas de pollo cocidas a las hojas de lechuga.

11. Espolvoréalos con el puré de tomate y cúbrelos con rodajas de Cheddar.

Carne Mongol Air Fryer

carne

- 8 onzas líquidas de salsa de soya
- 8 onzas líquidas de agua
- 1/2 taza de azúcar morena empacada
- extras
- arroz cocido
- judías verdes
- cebollas verdes
- 2 libra de bistec de flanco
- 4 onzas líquidas de almidón de maíz

- salsa

- 4 cucharaditas aceite vegetal

- 1 cucharadita jengibre

- 2 cucharada de ajo picado

1. Las tiras largas de bistec deben cortarse en rodajas finas y cubrirse con maicena.
2. Freír al aire a 450 grados durante 5 a 10 minutos por lado.
3. Comience con cinco minutos y agregue tiempo según sea necesario.
4. Otros han sugerido que este tiempo de cocción es demasiado largo para ellos; Cocino esto durante 1 a 5 minutos por lado.
5. Para cocinar filetes en este momento, caliente todos los ingredientes de la

salsa en una cacerola mediana a fuego medio.
6. Batir continuamente los ingredientes hasta que la mezcla hierva a fuego lento.
7. Una vez que tanto el bistec como la salsa estén cocidos, combínalos en un tazón de 15 a 20 minutos.
8. Cuando sirva el bistec caliente, retírelo con pinzas y escurra el exceso de salsa.
9. Agregue el bistec al arroz cocido y las judías verdes y, si lo desea, cubra con salsa adicional.

Aguacates Rellenos Con Camarones Fritos

Ingredientes

4 cdas de cebolla. En corte fino.
2 ajo picado (diente).
½ de taza de pimentón rojo.
1 taza de queso.
8 aguacates maduros.
12 cucharadas de jugo de limón.
6 tazas de camarones limpios y pre-cocidos.
Sal y pimienta al gusto.

Ingredientes de la ensalada

Cilantro al gusto.
Mostaza Dijon.
Una pizca de aceite de oliva.
Sal.

1/2 de repollo blanco.
1 cebolla.
1 cebolla roja.
2 zanahoria grande.

Preparación

1. Temperatura y tiempo de cocción: 250°- 5 a 10 minutos.
2. Precalienta la freidora de aire.
3. Parte los aguacates maduros en 1 a 5 porciones iguales.
4. Retira la semilla con una cuchara. Separa la pulpa de la cáscara sin romperla.
5. A cada mitad del aguacate, agrégale una cucharada de jugo de limón y reserva en una taza con tapa.
6. Coloca en la canasta de la freidora los camarones.
7. Y da vuelta a la mitad de la cocción.
8. Une los camarones fritos con el ajo, la cebolla y el pimentón.
9. Mezcla muy bien.
10. Agregue el limón restante.
11. Sazona al gusto con sal y pimienta.
12. Coloca en el centro de cada mitad de aguacate la mezcla del camarón.

Verduras Con Tapilla De Ternera

Ingredientes

600 ml de caldo de carne
2 calabacín grande
4 berenjenas pequeñas
Aceite y sal
2 tapilla de ternera de ¼ kg
Zumo de 2 limones
2 cucharadita de comino machacado
2 cabeza de ajos
4 cebollas
2 vaso de vino blanco

Preparación:

1. Mezclar el zumo de limón con el comino.
2. Untar la tapilla con esta mezcla y dejar macerar durante 55 a 60 minutos.
3. Separar los dientes de ajo sin pelar.

4. Pelar las cebollas y laminar. Poner la tapilla en una bandeja de horno con las cebollas y los ajos.
5. Dorar la carne a 300º y bajar a 200º. Rociar con el vino blanco y hornear 35 a 40 minutos más. Sacar, dejar reposar 25 a 30 minutos y cortar en lonchas finas.
6. Para la salsa colar el jugo de la cocción y añadir el caldo de carne y cocer 20 minutos.
7. Cortar el calabacín y berenjenas en rodajas.
8. Dorar en la sartén con aceite y sal.
9. Alternar capas de filetes de tapilla con las verduras.
10. Acompañar con los ajos y la salsa.

www.ingramcontent.com/pod-product-compliance
Lightning Source LLC
LaVergne TN
LVHW011736060526
838200LV00051B/3194